ESSAI CLINIQUE

SUR LES

Salpingites Syphilitiques

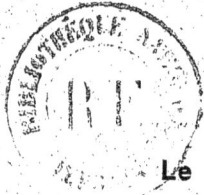

PAR

Le Dᵣ WASSILIEFF, de Paris,

CHIRURGIEN DE L'HÔPITAL DE SAINT-CLOUD

MACON

IMPRIMERIE GÉNÉRALE X. PERROUX

1904

DU MÊME AUTEUR :

Endartérite généralisée (*Gaz. des Hôp.*, 22 septembre 1890).

Un cas de résection de l'estomac (*Gaz. des Hôp.*, 3 novembre 1890).

Sur la hernie ischiatique (*Rev. de Chirurgie*, mars 1891).

Sur quelques fractures simulant des luxations (*Arch. Gén. de médecine*, 1890).

De l'ostéo-arthrite chronique du genou ou ostéomyélitique. (*Arch Gén. de médecine*, 1892).

Fracture compliquée de la jambe avec anévrysme diffus (Thèse du Dr Mourret, 1892)

Cystostomie chez un prostatique (Thèse de G. Doutan, 1893).

Arthrotomie pour arthrite blennorrhagique (Thèse de E. Chmsten, 1893).

Rappel du paludisme (Thèse de Voronoff, 1893).

Loi générale de la reproduction de toute matière vivante (*Progrès médical* avril et mai 1894).

Théorie générale de l'origine des tumeurs et du cancer (*Progrès médical*, mai et juin 1894).

Cystostomie idéale (*Gaz. des Hôp*), avril 1894.

De l'Iléorectostomie, Paris 1895.

Application du levier dans un bassin rétréci. — Grossesse à terme. Enfant vivant (*Rev. clin. d'andrologie*, 1895).

Hydrocèle en brioche (*Rev. clin. d'andrologie*, 1896).

Grossesse dans la corne utérine (Thèse du Dr Ouvrier, 1900).

Actinomycose temporo-faciale, cervicale et appendiculaire (Thèse du Dr Duvau, 1902).

Cystostomie chez les prostatiques (*Soc. de méd. et de Chir. prat.* et *Journal de méd. de Paris*, octobre 1903).

Fibrome du pied (avec photogr.) (*Soc. de Méd. et Chir. prat.* et *Journal de méd. de Paris*, octobre 1903).

De la grossesse angulaire (*Soc. d'Obstétrique de Paris*, novembre 1903).

Projet de statuts d'une Société de l'Internat des hôpitaux de Paris (30 novembre 1903 — Pariset, à Paris).

Procédés généraux de la chirurgie. — Emploi exclusif du crin de Florence pour ligatures et sutures perdues (*Acad. des Sciences*, 11 janvier 1904).

ESSAI CLINIQUE

SUR LES

Salpingites Syphilitiques

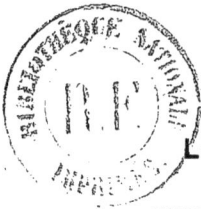

PAR

Le Dr WASSILIEFF, de Paris,

CHIRURGIEN DE L'HÔPITAL DE SAINT-CLOUD

MACON

IMPRIMERIE GÉNÉRALE X. PERROUX

—

1904

ESSAI CLINIQUE

SUR LES

Salpingites Syphilitiques [1]

par le Dr WASSILIEF, de Paris,

Chirurgien de l'Hôpital de Saint-Cloud.

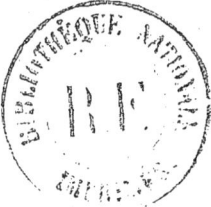

Les hasards de la clinique m'ont mis plusieurs fois, depuis huit ans, en présence de lésions annexielles à aspect particulier, à marche assez caractéristique et relevant de l'infection syphilitique : il m'a paru intéressant de vous faire part des faits que j'ai observés.

Conformément à l'ordre naturel des choses, je méconnus, la première fois, l'origine des lésions et pratiquai une laparotomie. L'apparence anormale des trompes me frappa et me fit penser qu'il s'agissait d'une lésion sinon inconnue, du moins à peine décrite, que je crus devoir rattacher à la syphilis : les événements ultérieurs me donnèrent raison.

Depuis 1896, date de mon premier cas, j'observais quatre autres faits cliniquement semblables, ce qui m'a engagé à publier leur relation dans le but d'apporter une contribution à l'étude des lésions annexielles syphilitiques.

J'ai intitulé ce travail « Essai clinique sur les salpingites syphilitiques », parce que les lésions des trompes m'avaient surtout frappé. En réalité, il y a lieu d'étudier les annexites spécifiques, car l'ovaire, lui aussi, paraît devoir subir les atteintes de l'infection.

Cependant, j'insisterai seulement, ici, sur les salpingites, moins connues que les ovarites syphilitiques, dont, déjà, mon collègue et ami Ozenne a rapporté plusieurs observations, qui font honneur à son remarquable sens clinique.

Ce n'est pas qu'on ait oublié de mentionner les accidents qui se produisent dans l'appareil annexiel de la femme affectée de syphilis ; des symptômes divers sont fréquemment observés du côté des organes génitaux internes pendant la période secondaire. Mais ces symptômes s'amendent très rapidement et disparaissent sans laisser de traces : ce sont de simples épisodes au cours d'un ensemble symptomatique général.

[1] Communiqué à la *Soc. Méd. du IXe Arrondissement de Paris*, 9 juin 1904.

Les lésions sur lesquelles je désire attirer l'attention des cliniciens et des chirurgiens, sont très différentes. Elles s'installent comme une maladie locale, c'est-à-dire qu'elles n'accompagnent pas et ne sont pas accompagnées de lésions visibles sur d'autres points du corps; qu'elles évoluent comme une maladie bien localisée, ayant cependant une marche spéciale et une symptomatologie torpide, que seul l'examen attentif d'un clinicien prévenu fait découvrir.

Voici ma première observation :

Mme S... vient me consulter parce qu'elle éprouve depuis plusieurs mois des douleurs dans le bas-ventre et parce que ses règles, devenues plus abondantes qu'autrefois, se montrent aussi à intervalles très rapprochés.

Agée de 40 ans, elle n'a fait aucune maladie jusqu'à son mariage. Elle a accouché, à 21 ans, d'une fille encore vivante et se portant bien; elle n'a pas eu de fausse couche A l'âge de 25 ans, elle a eu, dit-elle, de l'eczéma, qui a disparu en deux mois. Depuis elle s'est toujours bien portée jusqu'au mois de janvier 1896, époque à laquelle elle s'aperçut de légères douleurs dans le côté droit du bas-ventre. Ces douleurs, très peu foites, duraient deux ou trois jours, puis disparaissaient pour quinze jours ou trois semaines, pour se reproduire, durer alors plus longtemps avec plus d'acuité et disparaître à nouveau, mais pour un temps moindre que la fois précédente.

Ainsi les douleurs augmentaient de durée, d'intensité, en même temps que l'intervalle de deux crises devenait plus court. Au bout de trois mois, en avril 1896, des douleurs sourdes se firent sentir dans le côté gauche et affectèrent la même marche que celles du côté droit, si bien qu'à la fin de juillet 1896, les douleurs devinrent continues avec exacerbations de plus en plus fréquentes. Elles ne s'accompagnaient ni de ballonnement du ventre, ni de nausées, ni de vomissements.

Il y avait perte de l'appétit, amaigrissement peu prononcé, accompagné d'une tristesse invincible.

Les douleurs étaient, point à remarquer, plus intenses la nuit et interrompaient fréquemment le sommeil. Les mictions ne sont pas plus fréquentes que d'habitude, les urines sont normales; il y a constipation habituelle cédant facilement à l'emploi des lavements glycérinés. Les règles sont devenues très fréquentes et très abondantes. Elles étaient encore normales en décembre 1895.

Mais en janvier 1896, elles avancèrent de cinq jours; en février de huit jours et durèrent huit jours au lieu de cinq; en mars l'avance fut de dix jours, la durée de huit jours; en avril et mai, avance de douze jours et durée de huit jours; en juin, avance de quinze jours et durée de dix jours.

C'est à ce moment que la malade vint me consulter; après avoir recueilli les renseignements qui précèdent, j'examinai la patiente.

Le palper abdominal profond fait découvrir une région sensible, douloureuse sans grande intensité, correspondant aux annexes de chaque côté ; cependant je ne sens aucune masse anormale, le ventre est souple non ballonné.

Au palper superficiel, je découvre plusieurs points douloureux, au niveau de l'orifice externe du canal inguinal sur le bord externe du grand droit à trois travers de doigt au-dessus du pubis, sur le trajet de l'artère fémorale, et cela des deux côtés, mais les points sont plus douloureux à droite qu'à gauche.

Au toucher, col et utérus normaux ; des mouvements légers imprimés à l'utérus, provoquent de légères douleurs ; mais l'exploration des culs-de-sac latéraux provoquent une douleur vive, alors que le doigt n'a pas encore atteint les annexes. De même sur la paroi latérale du vagin, le doigt provoque de la douleur au niveau de l'artère vaginale que l'on sent battre.

Plus profondément, le doigt, avec l'aide du palper abdominal, trouve une trompe petite du volume du petit doigt au plus ; assez dure pour être très nettement sentie et douloureuse. Les deux ovaires sont également douloureux. Mais le maximum de la douleur siège immédiatement en contact avec le cul-de-sac vaginal et sur les bords de l'utérus. J'insiste particulièrement sur ces points dont l'importance m'avait échappé, en ce qui concerne le diagnostic, mais dont l'existence m'avait frappé.

Je trouvai donc ceci : lésions bilatérales, peu prononcées, sur les trompes, avec points douloureux à siège précis, plus douloureux que les trompes elles-mêmes.

Je fis le diagnostic global d'annexite double, mais en gardant une impression de quelque chose de non vu. La malade fut mise au repos complet et aux injections très chaudes.

A la fin de juillet, l'état ne s'améliorant pas du tout et la malade réclamant une opération, je pratique la laparotomie, au domicile de la malade, avec l'assistance de mes amis, les docteurs Durand et Ouvrier, de Paris.

Incision de sept centimètres, sur la ligne médiane, la main va chercher la trompe droite et l'amène facilement au dehors. L'aspect de l'organe est absolument insolite : ce qui frappe immédiatement, c'est la couleur *bleu indigo* de la trompe, un peu moins grosse que le petit doigt et dure. L'ovaire présente à la surface de nombreuses bosselures kystiques. La trompe est enlevée après ligature du pédicule à la soie plate.

L'organe gauche présente la même coloration *bleue* et la même consistance. Ablation et ligature à la soie.

Fermeture de la paroi par trois plans de sutures. Soit dit en passant, c'était pour la dernière fois que j'employais la soie pour les ligatures. Depuis cette époque, j'ai toujours fait les ligatures, même de fémorale et toutes les sutures perdues, [au crin de Florence, comme je l'ai indiqué dans une note lue à l'Académie des Sciences, le 11 janvier 1904.

Le 5ᵉ jour, j'enlevai les fils et remplaçai le pansement par une simple bande de papier gommé.

La malade se leva à partir du 6ᵉ jour, et, le 15ᵉ jour, vint me voir chez moi.

Le résultat ne fut pas aussi complet qu'on aurait pu l'attendre. Des douleurs légères se montrèrent encore surtout la nuit ; et il y eut, le 21ᵉ jour, une réapparition des règles.

L'examen démontra que les points douloureux précédemment indiqués, existaient toujours ; mais la douleur était provoquée par la pression et n'existait pas spontanément. Ces points siégeaient sur le trajet des artères fémorales, épigastriques, utérines et vaginales.

Rapprochant les symptômes d'artérite, du fait de la coloration *bleue* des trompes et des renseignements que me donna Mme S... sur une maladie qu'avait eue son mari, quinze ans auparavant, je soupçonnai l'existence d'une syphilis méconnue, ayant produit des altérations salpingiennes.

Je fis venir le mari et appris, qu'en effet, il avait eu autrefois la syphilis.

Dès lors, il ne me parut pas douteux que je m'étais trouvé en présence d'un cas de salpingite syphilitique. Mme S... fut soumise au traitement spécifique qui fit disparaître complètement les douleurs spontanées et les douleurs provoquées, en moins de trois semaines.

J'observai mon second cas, en novembre 1898.

Mme L..., âgée de 38 ans, ressentait des douleurs sourdes, intermittentes, dans le bas-ventre, des deux côtés.

Accouchée, à 23 ans, d'un enfant mort ; à 26 ans, d'un enfant actuellement vivant, mais chétif, elle a eu, à 29 et 32 ans, deux fausses couches.

Elle s'est toujours bien portée, sauf que dans les premiers temps de son mariage, elle avait de fréquents maux de gorge. Au mois de mai 1898, Mme L... commença à souffrir dans le côté gauche du bas-ventre, d'abord d'une façon intermittente les douleurs durant 3 ou 4 jours et cessant ensuite pendant 8 jours, puis à intervalles plus rapprochés, avec une durée plus grande et une intensité plus considérable.

Au mois d'août 1898, le côté droit se prend à son tour et les douleurs suivent la même marche que celles du côté gauche.

Les règles augmentèrent de fréquence et d'abondance si bien qu'en octobre, elles reparurent deux fois et durèrent chaque fois 10 jours au lieu de 4.

Appétit amoindri, pas d'amaigrissement.

Constipation habituelle ; mais pas de ballonnement du ventre, pas de nausées, pas de vomissements — urines normales. A l'examen superficiel du ventre, points douloureux provoqués à l'orifice externe du canal inguinal et sur le trajet des artères épigastriques. Les fémorales sont également douloureuses à la pression, au grand étonnement de la malade.

Les régions annexielles sont sensibles au palper profond, sans que l'on puisse délimiter une masse morbide quelconque.

Au toucher simple, utérus en forte antéversion, col normal.

Les mouvements imprimés à l'utérus provoquent une certaine douleur ; le cul-de-sac postérieur est libre ; les culs-de-sac latéraux sont douloureux ; tout à fait en avant, on sent l'ovaire également douloureux, ainsi qu'un cordon dur, du volume d'un crayon. La malade ayant gardé le lit depuis deux mois et ayant suivi sans résultat les traitements les plus divers, réclamait une opération.

Le souvenir de mon premier cas me fit bien penser à la possibilité d'une salpingite syphilitique ; mais je ne m'attardai pas à ce diagnostic, en raison de l'isolement de mon premier cas. J'acceptai de pratiquer une laparotomie avec le secret espoir de retrouver des *trompes bleues*.

Je pris le mari à part et essayai d'obtenir quelques renseignements sur son état de santé antérieur, mais je ne pus avoir aucune indication sur l'existence de la syphilis.

La laparotomie fut donc pratiquée le 15 novembre 1898.

La trompe droite était bleue, mais la gauche était blanche, à peine rosée, dure, presque rigide et rectiligne, adhérente à la paroi abdominale, tandis que la droite était libre d'adhérences.

Me rapportant à mon premier cas, je laissai en place la trompe bleue et enlevai la gauche, décidé à soumettre la malade au traitement spécifique aussitôt après la guérison opératoire, qui se fit comme d'habitude, c'est-à dire que la malade se leva le sixième jour, débarrassée des fils et du pansement.

Quinze jours après l'opération, j'instituai le traitement antisyphilitique et j'obtins en un mois le résultat suivant : les douleurs qui avaient persisté après l'opération, disparurent à *droite*, du côté où j'avais laissé en place la trompe bleue, mais persistèrent, quoique très amoindries, à gauche, c'est-à-dire du côté où j'avais enlevé l'organe.

Cependant les points douloureux siégeant sur les fémorales, épigastriques, utérines avaient disparu.

Les règles reparurent, normales, à partir du deuxième mois ; mais les douleurs persistèrent encore, intermittentes et très légères à gauche. L'examen histologique pratiqué par feu le docteur Leh, montra qu'il s'agissait d'une sclérose totale de la paroi tubaire et qu'il existait une périartérite intense des ramifications sous-ovariennes.

Mon regretté ami le docteur Leh n'hésita pas à rapporter ces lésions à la syphilis, ce qu'avait fait prévoir la disparition des symptômes du côté droit sous l'influence du traitement spécifique.

De ces deux observations se dégagent, à mon avis, les faits suivants :

Il y a des salpingites qui guérissent sous l'action du traitement antisyphilitique. Au point de vue de l'aspect macroscopique, les trompes, peut-être atteintes de lésions syphilitiques, se présentent sous deux aspects. Tantôt la trompe est bleue, de consistance ferme, tantôt elle est presque blanche, dure et rigide ; dans les deux cas de petit volume et de forme régulièrement cylindrique, la trompe bleue paraissant être la première étape d'une lésion qui aboutit à la trompe blanche *sclérosée*. Dans ce dernier cas, l'altération, sans doute analogue au rétrécissement syphilitique du rectum, est rebelle au traitement spécifique comme le montre l'observation suivante.

Ce troisième cas concerne une femme de 38 ans, qui est entrée dans mon service de l'hôpital de Saint-Cloud, adressée par Mme Garreau, sage-femme de l'hôpital.

Cette dame F... souffrait depuis trois ans de douleurs dans le bas-ventre. Ces douleurs, d'abord intermittentes et de peu de durée, augmentèrent d'intensité, en même temps que les crises se rapprochaient. Les règles ont toujours été abondantes ; pendant deux ans, il y eut tous les mois une avance de huit ou dix jours, mais la troisième année tout sembla à ce point de vue rentrer dans l'ordre. Les douleurs diminuèrent un peu, mais devinrent presque continues, avec exacerbations nocturnes. L'appétit a diminué notablement, l'amaigrissement a augmenté ; enfin dans ces trois derniers mois apparut une soif assez vive. Les urines sont abondantes et aqueuses : elles contiennent du sucre, sans albumine.

Le palper abdominal superficiel permet de découvrir de la douleur à la pression sur le trajet des artères épigastriques et iliaques externes ; les fémorales sont également douloureuses à la pression, mais non spontanément. Les régions annexielles sont peu douloureuses.

Au toucher, douleur provoquée sur la face interne des branches ischio-pubiennes. Col normal ; utérus en rétroflexion. Sur les côtés du col, au toucher immédiat du cul-de-sac latéral, point douloureux assez prononcé ; sur la paroi vaginale, douleur sur le trajet de l'artère vaginale que l'on sent très nettement.

Plus profondément que le point douloureux du cul-de-sac et plus en arrière on trouve de chaque côté l'ovaire et la trompe, celle-ci petite et dure, également douloureuse. Cette femme a eu, il y a douze ans, plusieurs fausses couches. Elle a eu, à cette époque, des maux de gorge, des maux de tête très violents, surtout nocturnes ; elle a perdu ses cheveux et a eu, dit-elle, des boutons à la matrice (c'est-à-dire à la vulve). M'appuyant sur la marche de la maladie, les points douloureux siégeant au niveau des artères, sur la petitesse des lésions et sur les commémoratifs, comparant l'ensemble symptomatique à celui que j'avais observé déjà dans les cas semblables, je diagnostiquai une lésion syphilitique des annexes et soumis la malade au traitement spécifique.

Au bout de six semaines, aucun résultat thérapeutique n'était obtenu et je pratiquai l'hystérectomie vaginale avec l'aide du docteur Sesboüe et de mon ami Chastagnol, interne à Bicêtre, en présence de Mme Garreau, sage-femme de l'hôpital.

Suivant la méthode que j'emploie constamment, les ligatures

perdues furent faites au crin de Florence, et la malade se leva dès le sixième jour.

Nous trouvâmes les trompes gris rosé, dures, ressemblant à de gros canaux déférents et des ovaires petits, durs et à petits kystes.

Il s'agissait là, pour moi, de salpingites syphilitiques scléreuses, sur lesquelles le traitement spécifique ne trouvait plus de prise.

La malade ne ressent plus, actuellement de douleurs, sauf de très légères à l'époque des règles.

Le quatrième cas n'a pas comporté de constatations directes car il n'y a pas eu d'opération, les symptômes ayant cédé au traitement spécifique.

Il s'agissait d'une dame de 34 ans, mariée depuis 16 ans, ayant reçu de son mari, très peu de temps après le mariage « une mauvaise maladie », suivant son expression.

Elle eut, deux mois après son mariage, un gonflement considérable des grandes lèvres et des glandes dans les deux aines ; puis, quelque temps après, des rougeurs sur la poitrine et le ventre, des plaques grises sur les lèvres et des maux de gorge, accompagnés de maux de tête violents, surtout la nuit. Un médecin consulté fit prendre des pilules pendant deux mois et les accidents disparurent.

Trois mois après cette guérison, il y eut des boutons aux grandes lèvres et une lésion anale s'accompagnant de vives douleurs lors de la défécation. Nouveau traitement par les pilules et disparition des symptômes en moins de six semaines.

A cette époque, la malade eut, dit-elle, de l'eczéma du cuir chevelu et perdit abondamment des cheveux. Elle vint me consulter, en mai 1901, et me raconta ce qui suit :

Il y a deux ans, elle commença à souffrir du côté droit du bas-ventre, d'abord d'une façon intermittente, à l'époque de ses règles surtout, puis peu à peu d'une façon continue, mais avec une intensité variable. Les douleurs, d'abord sourdes, s'exaspéraient la nuit, étaient assez rares, se manifestaient seulement tous les quinze jours et duraient chaque fois trois ou quatre jours. Au bout de six mois, les crises se produisirent tous les dix jours, avec la même intensité et la même durée. Au bout d'un an, les douleurs devinrent plus aiguës, toujours exaspérées la nuit, sans que toutefois la durée et l'intervalle des crises fussent augmentés. Dix-huit mois après le début des accidents, les douleurs furent plus fortes et se firent sentir aussi bien le jour que la nuit, plus intenses cependant durant cette dernière période. En même temps, les crises se rapprochèrent et au moment où je vis la malade, elles étaient pour ainsi dire subintrantes.

Parallèlement aux douleurs, les règles augmentèrent de quantité et de fréquence, si bien qu'au mois de mais 1901, il y avait un écoulement sanguin continu, très abondant, cinq jours avant et cinq jours après l'époque présumée des règles, peu abondant, mais réel, dans l'intervalle de deux époques.

La malade était soignée depuis six mois par un confrère qui, en désespoir de cause, avait proposé de pratiquer un curettage. La malade, un peu effrayée par la perspective d'une opération me fut adressée par M. S..., sujet de ma première observation.

Au moment où je vis la malade, les douleurs avaient gagné le côté gauche ; mais en ce point, elles étaient beaucoup moins fortes que du côté droit, tout en présentant les mêmes caractères de progression et d'oscillation. Mon attention étant éveillée par la connaissance des cas précédents, je recherchai le trajet des artères et les trouvai douloureux à la pression, mais non spontanément. Les épigastriques, fémorales, utérines, vaginales étaient douloureuses. Les trompes étaient petites, douloureuses aussi.

En raison des commémoratifs et des signes physiques je portai le diagnostic de salpingites syphilitiques, déclarai à la malade qu'une opération ne serait peut-être pas nécessaire et instituai le traitement spécifique.

Trois semaines après, l'atténuation des symptômes était très considérable et deux mois après la malade était complètement guérie.

Le cinquième cas a été observé dans mon service l'année dernière.

Il s'agissait d'une dame Bl..., âgée de 30 ans, mariée depuis dix ans, ayant eu trois fausses couches, et ayant présenté au début de son mariage des accidents divers : maux de gorge, plaques sur les lèvres et la langue, éruptions cutanées, chute des cheveux pouvant être rattachés à la syphilis, cependant sans certitude.

En septembre 1902, douleurs dans le côté droit du bas-ventre, d'abord intermittentes, plus intenses la nuit, accompagnées de règles abondantes ; puis augmentation de fréquence, de durée et d'intensité ; enfin apparition, cinq mois après, de douleurs du côté gauche, présentant les mêmes caractères que celles du côté droit. Pertes très abondantes ; léger amaigrissement.

Je passe rapidement sur les symptômes, parce qu'ils sont la répétition de ceux que j'ai indiqués dans les précédentes observations.

Trompes du volume du petit doigt, régulièrement cylindriques, douloureuses. Légions bilatérales plus prononcées à droite, artères épigastriques, fémorales, vaginales, utérines et honteuses internes douloureuses à la pression, mais non spontanément.

Le diagnostic probable fut salpingite syphilitique. La laparotomie fut pratiquée avec l'assistance du docteur Sesboüe et de mon ami Chastagnol, interne à Bicêtre. Trompes bleuâtres, de petit volume ; adhérences à droite. Ablation de la trompe droite seule ; la trompe gauche est laissée en place. Ligatures et sutures perdues au crin de Florence.

Ablation des fils et du pansement le 6e jour.

Dix jours après l'opération, apparition d'une perte abondante et d'une petite tuméfaction à droite de la cicatrice. Cette tumeur s'accrut ; au bout de huit jours elle avait le volume d'une noix, était adhérente à la peau, mobile sur les plans profonds, légèrement douloureuse.

Vingt jours après l'opération, ouverture spontanée avec écoulement de pus épais, vert pâle; bords de l'orifice violacés, amincis et décollés.

La malade continuait à ressentir des douleurs dans les deux côtés du bas-ventre, les points douloureux artériels persistaient.

Il n'y eut pas de doute pour moi qu'il s'agissait de salpingites syphilitiques et d'une gomme de la paroi abdominale.

Le traitement spécifique fut institué et trois semaines après la gomme était cicatrisée, les douleurs annexielles et artérielles avaient disparu.

Voilà donc cinq observations dont on peut tirer les conclusions suivantes :

Il existe des légions annexielles, de petit volume, présentant une marche progressive, oscillante et continue s'accompagnant de douleurs et de métrorrhagies également progressives, oscillantes et continues, de douleurs non spontanées, mais à la pression, sur le trajet des artères fémorales, épigastriques, vaginales, utérines et honteuses internes, douleurs artérielles ignorées des malades.

La vue directe, après laparotomie, a montré soit des trompes cyanosées, *bleues*, régulièrement cylindriques, soit des trompes *blanches*, dures et rigides, dont la nature syphilitique paraît démontrée par les véritables expériences réalisées dans les différents cas mentionnés ci-dessus, savoir :

1° Douleurs persistantes, malgré l'ablation de trompes bleues, guérison par le traitement spécifique (1er cas) ;

2° Persistance des douleurs du côté de la trompe bleue conservée ; guérison par le traitement.

Très légère amélioration du côté de la trompe blanche enlevée;

3° Pas d'action du traitement sur des trompes blanches sclérosées ;

4° Guérison par le traitement, sans intervention chirurgicale;

5° Guérison des lésions bilatérales par le traitement malgré l'ablation d'une seule trompe, toutes deux ayant été trouvées *bleues* au cours de la laparotomie.

La nature syphilitique des lésions que j'ai rencontrées me paraît démontrée et j'essaierai plus loin de donner une description clinique de ces altérations. Mais, auparavant, il est utile de voir si ces lésions ont été décrites et s'il y a dans la littérature médicale des exemples de salpingites syphilitiques.

Je dois dire immédiatement que mes recherches n'ont abouti qu'à un bien maigre résultat.

Montprofit, dans sa thèse (1) cédée par mon maître Segond (2) parle de l'existence de salpingites syphilitiques, mais n'en donne aucune description.

En 1898 seulement, mon collègue et ami Ozenne rapporte les premiers cas de syphilome des ovaires (3).

P. Petit, en 1901, publie dans la *Semaine Gynécologique* un article sur la syphilis tertiaire des organes génitaux internes de la femme, et cite un extrait de la monographie du docteur Barthélemy. Il est question d'une poche salpingienne, enlevée par laparotomie et dont l'origine est présumée syphilitique (4). J'indiquerai plus loin pourquoi je dis « origine présumée ».

Toujours en 1901, nous trouvons dans l'ouvrage de Polaillon une observation d'ovaro-salpingite double subaiguë traitée et guérie par les frictions mercurielles et l'iodure de potassium (5).

Enfin, au dernier Congrès de Gynécologie tenu à Rouen en 1904, Jeanne a communiqué une observation de salpingite dite syphilitique.

D'après les observations que je possède, je crois pouvoir dire qu'en aucun de ces cas, il ne s'est agi de salpingites syphilitiques proprement dites, et je vais essayer de démontrer cette affirmation en me basant non seulement sur les observations contenues dans ce mémoire, mais aussi sur l'aspect d'autres lésions syphilitiques viscérales, qu'il m'a été donné d'observer. Pour ces dernières je me bornerai à de simples mentions, car elles feront l'objet de communications ultérieures; en particulier je dois publier à la Société de l'Internat des hôpitaux de Paris une étude sur l'appendicite syphilitique.

Je possède aussi des observations de syphilis intestinale et de syphilis vésicale. Obligé de me servir de ces observations encores inédites pour faire la critique des cas de salpingite syphilitique publiés, j'espère qu'on voudra me faire crédit jusqu'à la publication de ces faits.

Les observations que j'ai à examiner sont celles de P. Petit, de Polaillon et de Jeanne (de Rouen).

Le cas de Polaillon me parait bien être celui d'une salpingite syphilitique : marche subaiguë, lésions bilatérales de petit

(1) Montprofit, Thèse de Paris 1888.
(2) *Traité de Chir.* de Duplay-Reclus.
(3) *Journal de Méd. de Paris. — Revue pratique d'Obstétrique et Gynéc. — Sem. Gynéc.* 98.
(4) *Sem. Gynéc.*, 1901, VI.
(5) Affect. org. du tronc, p. 524, observ. 177. — Paris 1901.

volume, c'est bien l'ensemble symptomatique de mes observations. Il n'y a eu ni diagnostic préalable, ni constatation par la vue directe. On ne peut donc retenir valablement cette observation, dans laquelle aucune prévision rationnelle n'a pu être établie au moyen de caractères cliniques définis, se rapportant à l'origine syphilitique des lésions. Cependant je crois qu'il s'est agi dans le cas de Polaillon d'une salpingite double spécifique.

En est-il de même pour le cas de Jeanne, de Rouen? Je ne le crois pas.

Dans ce cas, il y a eu des lésions syphilitiques, cela me paraît très probable, sinon certain. Mais rien n'indique qu'il se soit agi de salpingites. Je me base pour émettre cette opinion, non seulement sur les cas observés par moi, mais aussi sur les observations que je possède : appendicite syphilitique (trois cas), syphilis intestinale (deux cas), cystite spécifique (deux cas) et sur les observations connues ou publiées de syphilis du foie ou de l'estomac.

Je rappelle que la syphilis viscérale se manifeste de trois manières différentes :

1° Par des lésions gommeuses ;

2° Par des lésions scléreuses ;

3° Par des lésions artérielles (péri et endartérielle, avec ou sans thrombose).

Eh bien, voyons quelles sont les conséquences de ces différentes lésions lorsqu'elles se produisent, soit sur les viscères pleins, soit sur les viscères creux de l'abdomen.

Sur les viscères pleins, foie par exemple, on observe ou bien des lésions scléreuses sans réaction péritonéale, ou bien des lésions avec réaction péritonéale, c'est-à-dire formation d'adhérences entre la paroi et la partie du foie atteinte d'altération syphilitique.

Dans les viscères pleins, les gommes, s'il en existe, ont un accroissement lent, mais progressif, accompagné de la formation d'adhérences protectrices du péritoine.

Dans les viscères creux (estomac, intestin), les gommes de la paroi viscérale n'atteignent jamais un gros volume, l'évacuation du contenu pouvant se faire rapidement et facilement dans le canal intestinal. Là encore des adhérences protectrices se forment très rapidement.

Dans les viscères creux, les lésions scléreuses ne donnent pour ainsi dire que très rarement lieu à la formation d'adhérences; le travail paraît se faire aux dépens de la lumière du canal intestinal et aboutit généralement au rétrécissement.

Donc, nous trouvons décrits deux genres de lésions :

1° Productions gommeuses, généralement petites, rapidement évacuées ou disparaissant par le traitement.

Ces lésions sont très rares sur les viscères creux, ou du moins passent inaperçues.

2° Productions scléreuses amenant le rétrécissement du conduit.

Dans le premier cas seulement, il se forme des adhérences entre le péritoine pariétal et le feuillet viscéral, au niveau et autour des points lésés.

Il existe cependant des altérations syphilitiques des viscères creux, ne se rapportant ni à l'un ni à l'autre des deux genres mentionnés ci-dessus.

Ce sont les lésions dues à la périartérite et à l'endartérite des branches arrosant les viscères.

Ainsi dans la syphilis de l'appendice et de l'intestin, la thrombose des ramifications terminales produit des points de sphacèle limité de la muqueuse. L'infection d'origine intestinale qui résulte de cette nécrobiose, provoque la formation d'adhérences souvent épaisses et suffisamment étendues, pour que le palper abdominal donne la sensation d'une tuméfaction plus ou moins bien limitée.

Tel était le cas, dans deux de mes observations d'appendicite syphilitique, dans mes deux cas de syphilis intestinale et dans la plupart des observations publiées de syphilis de l'estomac.

Des points différents plus ou moins éloignés peuvent être le siège de ce processus adhésif ; on trouve alors plusieurs tuméfactions légèrement douloureuses et cette multiplicité des tumeurs est pour moi une excellente indication de l'origine spécifique des lésions.

N'est-ce pas là le cas de la malade de Jeanne (de Rouen) dont l'observation est intitulée « Salpingite syphilitique » ?

Je résume le fait en quelques mots :

Femme de 49 ans, nettement syphilitique, présentant en 1898 une tuméfaction pelvienne et iliaque, offrant les allures d'une annexite suppurée.

Opération refusée. Guérison par le traitement. En 1900, il existe dans les culs-de-sac latéraux et antérieur, trois tumeurs grosses comme une mandarine, péri-utérines, fermes et rondes, diagnostiquées fibromes du ligament large ou salpingite et fibromes coexistants.

Opération refusée. Guérison par le traitement spécifique.

Les détails de l'observation ne sont pas suffisants pour porter un diagnostic ferme, sans avoir examiné la malade. Cependant, il me semble qu'il ne s'est pas agi là de salpingite syphilitique, mais bien de syphilis intestinale, ayant provoqué des adhérences de l'intestin dans le voisinage de l'utérus et des trompes.

Jusqu'ici, nous ne connaissons, en fait de syphilis viscérale, que des lésions sclérosantes, soit sur l'ovaire (Ozenne), soit sur les trompes, comme je l'ai mentionné dans deux de mes observations et comme j'ai pu le constater sur un appendice enlevé par moi, il y a quatre semaines.

De l'ensemble de mes observations, plus nombreuses je crois que chez n'importe qui, je suis en droit de conclure jusqu'à nouvel ordre que les lésions spécifiques de la trompe aboutissent à la sclérose sans réaction péritonéale sensible, par conséquent sans adhérences rapidement formées et sans apparence de tumeur proprement dite.

Les cas d'ovarite spécifique d'Ozenne viennent prêter un appui considérable à ce que j'avance, d'après ce que j'ai vu directement. Aussi peut-on mettre en doute le diagnostic de salpingite spécifique porté par Jeanne (de Rouen) ou tout au moins faire sur l'existence réelle de cette lésion les plus grandes réserves.

J'en dirai autant des cas rapportés par P. Petit d'après Barthélemy. L'existence d'une poche salpingienne me paraît constituer une grave présomption contre l'origine syphilitique de la lésion, origine que rien ne démontre, car il ne suffit pas de constater sur un syphilitique une lésion quelconque pour donner à cette lésion une telle origine. Une pareille façon de raisonner est inadmissible.

Pour déclarer qu'une lésion est d'origine syphilitique, il ne suffit pas d'une ou plusieurs statistiques. Il faut plus qu'une coïncidence. Il est nécessaire :

1º Que la lésion présente des caractères propres, un ensemble de phénomènes n'existant que pour la lésion considérée et pouvant être constamment rattaché à l'origine spécifique ;

2º Que cette lésion ne se présente avec cet ensemble de caractères que sur des syphilitiques.

Je rappelle que deux au moins de mes observations constituent de véritables expériences et que les constatations directes, *de visu*, me permettent d'ébaucher, sinon de décrire l'histoire clinique des salpingites syphilitiques.

Avec quels caractères se présentent ces lésions ?

Quelle est leur marche, quelle est leur terminaison ?

Le diagnostic clinique et anatomique est-il possible ?

Telles sont les différentes questions que je vais essayer de résoudre.

Description symptomatique.

Les salpingites syphilitiques se présentent avec les caractères suivants :

Au début, douleur peu intense d'un côté du bas-ventre se manifestant surtout la nuit et durant peu. En même temps, il y augmentation d'abondance des règles; puis, la douleur augmente d'intensité, se reproduit plus souvent, à intervalles plus rapprochés, dure plus longtemps, si bien qu'au bout de quelques mois, les crises deviennent subintrantes.

Enfin, la douleur gagne l'autre côté et s'y manifeste avec les mêmes caractères, de sorte que l'on peut ainsi définir la douleur des salpingites syphilitiques :

Oscillante, progressive, continue, à bascule. Les règles augmentent de durée et d'abondance ; leur intervalle va donc en diminuant avec le temps; à cette période d'état, les lésions restent petites. Trompes du volume du petit doigt au plus, légèrement douloureuses spontanément et à la pression.

Mais le caractère important au point de vue du diagnostic, réside dans la douleur provoquée par la pression au niveau des artères pelviennes : épigastrique, utérine, vaginale, honteuse interne, spermatique externe, fémorale.

Ces douleurs artérielles sont ignorées des malades, qui sont toutes surprises de constater leur provocation par la pression du doigt explorateur.

La période d'état dure un temps assez long ; puis lentement, très lentement, parfois en plusieurs années, les symptômes s'atténuent; les douleurs deviennent moins intenses, mais en revanche continues; les trajets artériels deviennent beaucoup moins sensibles; les règles, un peu plus fréquentes que d'habitude, diminuent d'abondance et finissent par être moindres, en quantité, qu'avant l'invasion de la maladie.

Les signes physiques suivent la même marche : les trompes restent petites à la période d'état; puis elle diminuent de volume à mesure que les symptômes s'atténuent et finissent par ne plus avoir que le volume d'un petit crayon, d'un gros canal déférent. Elles deviennent dures, rigides et presque rectilignes. Quelle est donc la marche de la maladie ? Elle est comme le symptôme douleur progressive jusqu'à la période d'état, puis les symptômes s'atténuent, la marche devient dégressive, si je puis m'exprimer ainsi. La maladie aboutit à des phénomènes que l'on rapporte d'ordinaire à l'existence d'ovaires scléro-kystiques ; parfois cependant la sclérose clinique s'accompagne d'un symptôme contradictoire : la persistance de ménorrhagie assez abondante.

L'anatomie pathologique explique-t-elle les symptômes et la marche ? Je crois pouvoir répondre par l'affirmative.

Que trouvons-nous, en effet, au point de vue macroscopique ?

Les laparotomies ont montré qu'au début les trompes, peu augmentées de volume, sont *bleues*, gorgées de sang, *cyanosées*; qu'à une période plus avancée de la maladie, la lésion aboutit à la sclérose : trompes *blanches*, très petites, dures, rigides, ayant l'aspect d'un gros canal déférent, ressemblant à la salpingite parenchymateuse si bien décrite par mon vénéré maître, M. le professeur Pozzi. La localisation de la syphilis sur les trompes ne paraît donc pas, jusqu'ici, avoir donné lieu à la production de masses gommeuses ou de collections purulentes.

Au point de vue microscopique les lésions sont constituées par une sclérose totale de la paroi tubaire, si bien que les fibres musculaires, dissociées, atrophiées, paraissent avoir disparu sur un très grand nombre de points.

Les lésions importantes portent sur le système artériel : on trouve en effet de la périartérite et de l'endartérite, généralement sans thrombose.

A tous ces points de vue, je ne puis poser que des jalons, destinés à diriger les recherches, lorsqu'un plus grand nombre de cas de salpingite syphilitique auront été observés.

Et pour cela, il faut pouvoir en faire le diagnostic clinique. Est-il bien difficile, ce diagnostic, pour un homme prévenu de l'existence possible de pareilles lésions ? Je ne le crois pas, car voici, selon moi, sur quoi il faut se baser pour l'établir :

1° Une salpingite kystique, séreuse, hématique ou purulente, n'est pas une salpingite syphilitique ;

2° Une salpingite à marche aiguë, avec phénomènes de péritonisme et symptômes généraux notables, n'est pas une salpingite syphilitique.

Le diagnostic se pose donc entre la salpingite spécifique et les lésions salpingiennes subaiguës ou chroniques.

Les salpingites subaiguës sont la simple ou l'actinomyco-

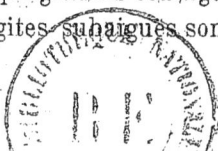

sique ; les salpingites chroniques sont la simple parenchymateuse, ou la tuberculeuse ou la blennorrhagique.

L'actinomycose annexielle est généralement secondaire à
des lésions analogues appendiculo-cæcales. Elle passe donc
inaperçue, même lorsqu'elle siège primitivement dans les
annexes, car la marche extrêmement insidieuse de la maladie
ne permet que tard de reconnaître son existence. Lorsque
l'attention est attirée du côté du bassin, on découvre un empâ-
tement diffus peu douloureux, parfois une collection purulente ; c'est dire qu'à ce moment il n'y a pas lieu de penser à
une salpingite syphilitique.

Celle-ci ne peut être confondue qu'avec les lésions non
accompagnées d'augmentation de volume de la trompe, ce qui
élimine les salpingites tuberculeuses kystiques.

Il nous reste donc à faire le diagnostic entre la lésion spécifique d'une part, les salpingites parenchymateuse, tuberculeuse au début ou blennorrhagique, d'autre part.

La distinction serait assez difficile, pour ne pas dire impossible, s'il n'y avait pas un symptôme capital sur lequel j'ai
déjà attiré l'attention.

Dans tous ces cas, comme dans la salpingite syphilitique,
les trompes sont petites, assez dures, douloureuses, la maladie
est subaiguë, même chronique et accompagnée de métror-
rhagie. L'existence d'une blennorrhagie antérieure au cours
de laquelle ont commencé à apparaître les symptômes salpin-
giens, permettra de diagnostiquer une salpingite blennorrhagique sans collection. Dès que celle-ci apparaît, il ne s'agit
plus de salpingite syphilitique.

Les mêmes réflexions s'appliquent à la lésion tuberculeuse
dont le diagnostic au début est pour ainsi dire impossible.

Ce qui permettra de soupçonner et parfois d'affirmer l'existence de la syphilis, en dehors de tout commémoratif, c'est la
provocation de la douleur par la pression du doigt, sur le trajet
des artères pelviennes : utérine, vaginale, et plus particulièrement des artères éloignées des annexes : honteuse, interne,
épigastrique et fémorale. Ce symptôme est pour moi capital,
parce qu'il est anormal et parce que, suivant l'aphorisme de
mon très cher maître, M. le professeur Tillaux, lorsqu'on
trouve un signe anormal, il faut s'attacher à ce signe, car il
conduira au diagnostic.

Les ovaires scléro-kystiques se reconnaissent assez facilement ; je n'en parle que pour rappeler la parenté de ces lésions

avec la salpingite syphilitique, parenté mise en lumière par notre collègue Ozenne.

Il me reste un mot à dire sur le diagnostic; il doit être fait entre la lésion spécifique et l'absence de lésion ou ce qu'on appelle névralgie pelvienne.

Le diagnostic peut être très difficile; cependant, je pense que l'existence des points artériels douloureux déjà signalés peut aider au diagnostic ou tout au moins faire essayer le traitement spécifique.

Celui-ci exerce son action curative pendant assez longtemps après le début de la maladie, mais il est à peu près impuissant lorsque la lésion a abouti à la sclérose. Dans ce dernier cas, seule la chirurgie arrive à guérir les malades.

Dans les cas douteux, le traitement doit être appliqué à titre d'essai ; il peut amener des guérisons, qu'une opération même a été impuissante à produire.

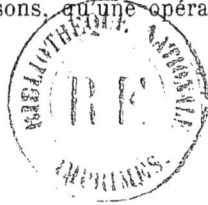

H 2